I0223353

45 Recettes de Repas pour la Réduction des Crampes musculaires:

Eliminez les crampes musculaires pour de bon en utilisant une nourriture intelligente et un apport en vitamines précis

Par

Joe Correa CSN

COPYRIGHT

© 2017 Live Stronger Faster Inc.

Tous droits réservés

Toute reproduction ou traduction d'une partie de cette œuvre au-delà de ce qui est permis par les sections 107 ou 108 du 1976 Copyright Act des Etats-Unis sans la permission de l'auteur est illégal.

Cette publication est destinée à fournir des renseignements précis et qui font autorité par rapport au thème abordé. Elle est vendue en sachant que ni l'auteur ni l'éditeur ne s'engagent à fournir des services ou conseils médicaux. Si une assistance ou attention médicale est requise, consultez un médecin. Ce livre est un guide et ne doit pas être utilisé de façon à porter préjudice à votre sante. Consultez un médecin avant de commencer ce programme de nutrition afin d'être sûr qu'il vous correspond.

REMERCIEMENTS

Ce livre est dédié à mes amis et à ma famille ayant eu des maladies bénignes ou graves afin que vous puissiez trouver une solution et faire les changements nécessaires dans votre mode de vie.

45 Recettes de Repas pour la Réduction des Crampes musculaires:

Eliminez les crampes musculaires pour de bon en utilisant une nourriture intelligente et un apport en vitamines précis

Par

Joe Correa CSN

TABLE DES MATIÈRES

À PROPOS DE L'AUTEUR

Après des années de recherche, je crois sincèrement aux effets positifs qu'une alimentation correcte peut avoir sur le corps et l'esprit. Mes connaissances et expériences m'ont aidé à vivre en bonne santé au fil des ans et je les aie partagées avec ma famille et mes amis. Plus vous en savez sur la façon de manger et boire sainement, plus tôt vous aurez envie de changer votre vie et vos habitudes alimentaires.

L'alimentation est une partie essentielle de quelque processus visant à être en bonne santé et à vivre longtemps, donc commencez aujourd'hui. La première étape est la plus importante et la plus significative.

INTRODUCTION

45 Recettes de Repas pour la Réduction des Crampes musculaires: Eliminez les crampes musculaires pour de bon en utilisant une nourriture intelligente et un apport en vitamines précis

Par Joe Correa CSN

Les crampes musculaires dont inconfortables et nous sommes tous passés par là au moins une fois dans notre vie. Cette horrible sensation sort généralement de nulle part sans aucun signe précurseur. Essentiellement, c'est la contraction d'un ou plusieurs muscles, causée par une décharge issue des neurones ou des nerfs. Mais si vous ressentez des crampes musculaires plus que d'habitude, il est temps d'apprendre comment résoudre ce problème et le traiter.

La déshydratation joue un rôle important dans cette pathologie. Les athlètes ont souvent ce problème. Certains problèmes de santé comme vomir ou avoir la diarrhée créé un déséquilibre d'électrolytes, et entrainent ces crampes désagréables. **Une des meilleures façons de contrôler ces crampes musculaires est de changer vos habitudes alimentaires.**

Comme toujours, de nombreux problèmes de sante peuvent être réglés en utilisant les bons types d'ingrédients dans votre cuisine. Une mauvaise alimentation et des carences en éléments nutritifs comme le calcium, potassium, magnésium, et le sodium sont quelques-unes des raisons principales derrière les crampes musculaires. Effectuer quelques changements dans la manière dont vous mangez est la première étape vers la résolution de ce problème pour de bon.

Ce livre regroupe des recettes fantastiques. Elles sont basées sur des super boosters nutritifs qui empêcheront et guériront les crampes musculaires efficacement et rapidement. C'est une collection idéale pour ceux a la recherche d'une solution à travers un régime délicieux et non-restrictif.

Ces recettes sont extrêmement riches en minéraux qui sont cruciaux pour maintenir l'équilibre de vos liquides organiques et pour réguler les contractions musculaires. Par exemple, « Smoothie d'Avocat et de Papaye », « Salade d'Epinards », ou « Strudel de Légumes » sont des recettes incroyablement délicieuses qui vous offrent les bonnes sources de potassium et les meilleures options possibles pour prévenir ces crampes musculaires. **La carence en potassium est l'une des raisons les plus courantes de crampes musculaires.** Même ma délicieuse recette de « Steak de Thon » contient un condiment d'avocat pour vous aider à absorber ce minéral important.

Les légumes comme la pomme de terre ou la citrouille contribuent aussi à la diminution des crampes musculaires.

C'est pourquoi j'ai voulu partager avec vous mes incroyables recettes de « Tarte à la Pomme de Terre », « Muffins de Citrouille » et « Soupe de Pomme de Terre ». Ces recettes vous montreront comment prendre soin de vous-même tout en profitant d'un repas délicieux en même temps !

Le sodium est un minéral essentiel responsable d'équilibrer la pression sanguine et aussi de maintenir les liquides organiques, impulses nerveux, et contractions musculaires. La principale source de sodium dans notre alimentation est le chlorite de sodium, connu comme le sel de cuisine. Les nourritures salées sont partout autour de nous, mais un trop grand apport de sels dans des plats préparés peut être nocif pour la santé. **Dans l'idéal, il faut manger des aliments qui sont des sources naturelles de sodium comme les fromages, le cèleri, les poissons et les olives.**

Dans ce livre, vous trouverez de nombreuses recettes avec des fromages contenant beaucoup de calcium. Ce minéral important aide à prévenir les crampes musculaires.

Les crampes musculaires ne sont pas une pathologie grave. Elles peuvent être traitées facilement par une alimentation adaptée. Utilisez ce livre comme un guide pour un mode de vie plus sain et savoureux. Essayez ces recettes et oublier ces crampes musculaires une fois pour toute !

45 RECETTES DE REPAS POUR LA REDUCTION DES CRAMPES MUSCULAIRES: ELIMINEZ LES CRAMPES MUSCULAIRES POUR DE BON EN UTILISANT UNE NOURRITURE INTELLIGENTE ET UN APPORT EN VITAMINES PRECIS

1. Tarte à la Pomme de Terre

Ingrédients :

3 pommes de terre de taille moyenne pelées et en morceaux

170g de cheddar émietté

25cl de lait écrémé

1 oignon de taille moyenne haché

½ c.c. de sel

¼ c.c de poivre noir moulu

2 gros œufs

1 c.s. d'huile végétale

Préparation :

Préchauffer le four à 175° C.

Mélanger les pommes de terre et le fromage dans un grand saladier. Bien mélanger et étalez-les sur une plaque auparavant graissée. Appuyez de manière égale afin d'en faire une pâte à tarte fine.

Bien mélanger les œufs et les oignons. Verser sur la pâte et cuire pendant 45 minutes. Retirer du four lorsque qu'en insérant un couteau dans le mélange il ressort presque propre. Mettre de côté pendant 5 minutes.

Rajouter un peu plus de fromage sur le dessus pour plus de calcium et servir !

Informations nutritionnelles par part : Kcal : 209, Protéines : 17.6g, Glucides : 26.8g, Graisses : 10.3g

2.   Smoothie de Baies

Ingrédients :

21g de fraises émincées

21g de framboises congelées

21g de myrtilles congelées

1 c.s. de miel

1 c.c de jus de citron

Préparation :

Ajouter les ingrédients dans un mixer et mixer jusqu'à obtenir un mélange onctueux. Verser dans un verre.

À servir avec des glaçons ou mettre au réfrigérateur une heure avant de servir.

Informations nutritionnelles par part : Kcal : 163, Protéines : 2.1g, Glucides : 42.7g, Graisses : 0.2g

3.   Pâtes à la Perche

Ingrédients :

½ kg de perche, sans os et coupée en cubes (peut être remplacé par un autre poisson blanc)

225g de pâtes

170g de sauce tomate

2 c.s. d'huile d'olive

2 c.s. de jus de citron

1 c.c. de vinaigre balsamique

1 gousse d'ail écrasée

1 c.c. de mélange d'épices pour légumes

2 c.s. de persil frais émincé finement

Préparation :

Utiliser les informations de l'emballage pour préparer les pattes. Égoutter et mettre de côté.

Chauffer l'huile dans une poêle à frire à température moyenne-haute. Ajouter l'ail et faire revenir pendant deux minutes ou jusqu'à ce que l'ail devienne transparent. Ajouter le poisson émincé et assaisonner avec le poivre, le mélange d'épices et le jus de citron. Cuire jusqu'à ce que le poisson soit presque cuit. Ajouter la sauce tomate et abaisser la température. Laisser mijoter pendant 10-15 minutes. Enlever de la plaque.

Verser les pâtes dans la poêle. Bien mélanger afin que les pâtes soient pleines de sauce. Verser un filet de vinaigre et le persil. Servir.

Informations nutritionnelles par part : Kcal : 277, Protéines : 23.9g, Glucides : 22.5g, Graisses : 10.2g

4.   Salade d'Épinards

Ingrédients :

225g d'épinards coupés grossièrement

225g de fraises coupées en moitiés

1 oignon rouge de taille moyenne tranché

1 concombre de taille moyenne tranché

2 c.s. d'amandes émincées

2 c.s. de jus de citron

1 c.s. de vinaigre de cidre

1 c.s. d'huile d'olive

1 c.s. de miel

¼ c.c. de sel

Préparation :

Mélanger le jus de citron, vinaigre, huile, miel et sel dans un saladier. Bien mélanger et laisser de côté pour que les saveurs se mélangent.

Mélanger les épinards, fraises, oignons, concombres et amandes dans un saladier. Verser un filet de sauce et mélanger avant de servir.

Informations nutritionnelles par part : Kcal : 142, Protéines : 4.3g, Glucides : 21.7g, Graisses : 7.2g

5. Smoothie Canneberge Chocolat

Ingrédients :

20g de pépites de chocolat

20cl de lait écrémé

170g de yaourt à la vanille

85g de canneberge fraiche

Préparation :

Mélanger tous les ingrédients dans un robot ménager. Mixer pendant une minute ou jusqu'à ce que le mélange soit onctueux. Verser dans un verre et rajouter des glaçons. Vous pouvez utiliser des baies congelées à la place des glaçons.

Ajouter du chocolat râpé sur le dessus.

Informations nutritionnelles par part : Kcal : 461, Protéines : 13.1g, Glucides : 71.7g, Graisses : 10.3g

6.   Piments Banane

Ingrédients :

10 piments banane

1/2kg de bœuf haché

20g de farine

20g de fromage suisse râpé

1 oignon de taille moyenne coupe en morceaux

1 c.c. d'huile végétale

1 gros œuf

¼ c.c. de poivre noir moulu

Préparation :

Préchauffer le four à 175° C.

Chauffer l'huile dans un grande poêle à frire à température moyenne-haute. Ajouter l'oignon et frire jusqu'à ce qu'il soit doré. Rajouter la viande et cuire à point. Ajouter et mélanger le fromage et cuire pour 2 minutes de plus. Enlever de la plaque et mettre de côté.

Nettoyer les piments, enlever les parties hautes et basses. Farcir les piments avec le mélange de viande.

Battre l'œuf et mélanger avec les poivrons dans un saladier. Enrober de farine, tremper dans l'œuf et enrober de farine une fois de plus.

Vaporiser la plaque de cuisson d'huile végétale et y mettre les piments. Cuire pendant environ 20 minutes.

Ajouter de la crème surette sur le dessus, ceci est optionnel.

Informations nutritionnelles par part : Kcal : 385, Protéines : 29.3g, Glucides : 18.3g, Graisses : 15.4g

7.   Soupe de Pommes de Terre

Ingrédients :

3 pommes de terre de taille moyenne pelées et écrasées

3 c.s. de Parmesan râpé

40g de cèleri râpé

1 c.c. de persil frais émincé fin

1 oignon de taille moyenne tranché

1 carotte de taille moyenne tranchée

340 de bouillon de poulet

10cl de lait écrémé

1 c.s. de farine

1 c.c. de sel

Préparation :

Mélanger les ingrédients dans une cocotte-minute à part la farine, le fromage et le lait. Couvrir et cuire pendant 7 heures à température moyenne.

Mélanger la farine et le lait dans un saladier et fouetter. Ajouter dans la cocotte et saupoudrer avec du fromage râpé. Cuire pendant 20 minutes sans couvrir.

Servir chaud.

Informations nutritionnelles par part : Kcal : 324, Protéines : 5.3g, Glucides : 28.3g, Graisses : 7.3g

8.   Croquettes de Saumon

Ingrédients :

340g de saumon sauvage, sans peau et os

3 c.s. de chapelure

2 tranches de pain aux céréales

5 c.s. de mayonnaise

1 oignon de taille moyenne haché

1 petit poivron coupe en cubes

½ c.c. de sel

¼ c.c. de poivre noir moulu

Préparation :

Préchauffer le four à 200° C.

Ajouter tous les ingrédients sauf la chapelure dans un grand saladier. Bien mélanger, Avec vos mains, former les croquettes et enrober de chapelure.

Tapisser une plaque de papier sulfurisé et y mettre les croquettes. Cuire pendant environ 20 minutes et retirer du four.

Servir chaud.

Informations nutritionnelles par part : Kcal : 137, Protéines : 15.3g, Glucides : 10.4g, Graisses : 11.3g

9.   Muffins à la citrouille

Ingrédients :

170g de mélange tarte à la citrouille

85g de farine de blé entier

5cl de lait allégé

2 c.s. de farine d'avoine

2 gros œufs

20g de compote de pommes

20g de raisins secs

20g de noix émincées fin

1 c.c. de levure chimique

1 c.c. d'extrait de vanille

1 c.s. de beurre

1 c.c. de levure chimique

Préparation :

Préchauffer le four à 175° C.

Mélanger les farines, les œufs et la levure dans un saladier. Ajouter la citrouille et bien tout mélanger. Mettre de côté.

À présent, mélanger les raisins secs, le lait le beurre la compote de pommes et l'extrait de vanille dans un autre saladier. Bien mélanger. Ensuite, mettre les deux mixtures dans le même saladier et mélanger.

Remplir les moules de muffins légèrement graissés avec le mélange et mettre au four.

Cuire pendant 25 minutes et retirer du four. Laisser refroidir pendant 15 minutes et servir.

Saupoudrer de chocolat ou de cannelle.

Informations nutritionnelles par part : Kcal : 172, Protéines : 2.4g, Glucides : 38.8g, Graisses : 8.9g

10. Omelette de Gouda Fumé

Ingrédients :

3 c.s. de gouda fumé râpé

1 œuf

4 blancs d'œufs

 1 oignon de taille moyenne tranché

1 c.c. de moutarde jaune

2 c.s. de lait écrémé

2 c.c. d'huile végétale

Préparation :

Chauffer une cuillère à café d'huile dans une grande poêle à frire à température moyenne-haute. Ajouter l'oignon et frire jusqu'à ce qu'il soit translucide. Vous pouvez rajouter une cuillère à soupe d'eau afin d'avoir plus de jus. Mettre l'oignon dans un saladier et mélanger avec la moutarde. Mettre de côté.

Chauffer le reste de l'huile à température moyenne. Pendant ce temps, mélanger le lait, l'œuf et les blancs d'œuf. Fouetter et verser dans la poêle. Cuire jusqu'à ce que les œufs soient presque cuits. Étaler l'oignon et le gouda sur une moitié de l'omelette. Plier l'omelette et cuire pour 2 minutes. Enlever du feu et couper les parts. Servir.

Informations nutritionnelles par part : Kcal : 201, Protéines : 13.5g, Glucides : 18.7g, Graisses : 8.8g

11.   Soupe de Poireaux et Carottes

Ingrédients :

85g de poireaux émincés

1 pomme de terre de taille moyenne pelée et tranchée

2 carottes de taille moyenne tranchées

20cl de bouillon de poule

50 cl de lait écrémé

85g de maïs congelé

2 c.s. de persil frais émincé fin

½ c.c de sel

¼ c.c. de poivre noir moulu

Préparation :

Mélanger les poireaux, pommes de terre, carottes dans une grande casserole. Rajouter le bouillon de poule et saupoudrer le sel et le poivre. Couvrir et cuire pendant environ 10-15 minutes ou jusqu'à ce que le mélange se défasse à la fourchette.

À présent, ajouter le maïs et le lait et laisser mijoter pendant 5 minutes Enlever du feu et verser dans des bols.

Saupoudrer de persil et servir.

Informations nutritionnelles par part : Kcal : 241, Protéines : 13.2g, Glucides : 43.6g, Graisses : 8.3g

12.   Poisson-Chat au Noix de Pécan

Ingrédients :

½kg de filet de poisson-chat

85g de noix de pécan moulue

5cl lait écrémé

1 c.s. d'huile d'olive

6 c.s. de moutarde de Dijon

1 c.s. de jus de citron

3 petites pommes de terre, pelées et coupés en cubes

Préparation :

Préchauffer le four à 200° C.

Mettre les pommes de terre dans une casserole d'eau bouillante. Saupoudrer d'assaisonnement pour légumes et cuire jusqu'à ce que les pommes de terre se défassent à la fourchette. Égoutter et mettre de côté à refroidir.

Mélanger la moutarde et le lait dans un saladier. Tremper les filets dans ce mélange et enrober de noix de pecan. Mettre les filets sur une plaque huilée au four. Cuire pendant 10-12 minutes. Retirer du four et servir avec les pommes de terre.

Verser un filet de jus de citron sur les pommes de terre et servir.

Informations nutritionnelles par part : Kcal : 438, Protéines : 24.4g, Glucides : 25.7g, Graisses : 38.3g

13.   Smoothie Avocat Papaye

Ingrédients :

1 papaye coupée en dés.

½ avocat coupé en dés.

85g de yaourt nature allégé

1 c.c. d'extrait de noix de coco

1 c.c. de graines de lin moulue

Préparation :

Mélanger tous les ingrédients dans un robot ménager à part les graines de lin. Mixer pendant 1 minute ou jusqu'à ce que la mixture soit onctueuse. Verser dans des verres et saupoudrer de graines de lin. Mettre au réfrigérateur pendant 30 minutes avant de servir.

Informations nutritionnelles par part : Kcal : 380, Protéines : 15.1g, Glucides : 68.2g, Graisses : 10.7g

14.   Steak de Thon

Ingrédients :

4 steaks de thon d'environ 170g chacun

½ c.c. de zeste de citron vert bien moulu

1 gousse d'ail pressée

2 c.c. d'huile d'olive

1 c.c. de cumin moulu

1 c.c. de coriandre moulue

¼ c.c. de poivre noir moulu

1 c.s. de jus de citron vert

For le condiment d'avocat :

1 c.s. de coriandre fraiche émincée

1 petit avocat, dénoyauté, pelé et coupé en dés

1 petit oignon rouge émincé fin

Préparation :

Retirer la peau des steaks, rincer, et retirer l'eau avec du sopalin.

Dans un petit saladier, mélanger le zeste, l'ail, l'huile d'olive, le cumin, la coriandre et le poivre jusqu'à obtenir une pâte.

Etaler la pâte sur chaque côté des steaks. Cuire pendant 5 minutes et retourner une fois, sur une grille de barbecue couverte d'aluminium sur des charbons chauds ou dans une poêle huilée à haute température, en plusieurs fournées si besoin. Cuire pour encore 4-5 minutes, égoutter sur du sopalin et mettre dans une assiette.

Verser un filet de jus de citron vert et saupoudrer la coriandre sur le poisson cuit. Servir les steaks de thon avec le condiment avocat et des quartiers de citron vert et de tomates.

Condiment d'avocat :

Afin de réaliser le condiment d'avocat, peler et coupe en dés un petit avocat mûr. Rajouter 1 cuillère à soupe de jus de citron vert, 1 cuillère à soupe de coriandre émincée, 1 petit oignon rouge émincé et de la mangue fraiche ou de la tomate. Assaisonner.

Informations nutritionnelles par part : Kcal : 239, Protéines : 42.3g, Glucides : 0.5g, Graisses : 8.4g

15.   Chili d'Haricots Végétarien

Ingrédients :

2 petits chilis rouges émincés fin

1 poivron vert de taille moyenne coupé en dés

400g d'haricots rouges rincés

400g de tomates en dés

110g de sauce tomate pour pâtes

1 c.s. d'huile végétale

2 gousses d'ail pressées

Préparation :

Chauffer l'huile dans une poêle et cuire l'ail, les chilis et l'oignon pendant 3 minutes, ou jusqu'à ce que l'oignon soit doré.

Ajouter le reste des Ingrédients, faire bouillir, puis faire mijoter pendant 5 minutes ou jusqu'à ce que le mélange se soit épaissi.

Informations nutritionnelles par part :   Kcal : 190, Protéines : 9.4g, Glucides : 34.5g, Graisses : 1.6g

16. Strudel de Légumes

Ingrédients :

1 grosse aubergine

1 poivron rouge de taille moyenne, coupé en dés

3 courgettes, tranchées dans le sens de la longueur

2 c.s. d'huile d'olive

6 feuilles de brick

150g de feuilles de bébés épinards

60g de feta en tranches

Préparation :

Trancher l'aubergine dans le sens de la longueur. Saupoudrer de sel et laisser pendant 20 minutes (le temps que le sel absorbe l'amertume). Bien rincer et sécher.

Couper le poivron en tranches larges et les mettre, coté peau au-dessus sur un grill chaud jusqu'à ce que la peau se noircisse. Mettre dans un sac plastique puis peler la peau. Frotter les tranches d'aubergine et de courgette avec un peu de l'huile et griller pendant 5-10 minutes, ou jusqu'à ce qu'elles soient dorées. Mettre de côté pour refroidir. Préchauffer le four à environ à 175° C.

Frotter une feuille de brick à la fois avec l'huile, puis mettez-les les unes sur les autres. Mettre la moitié des tranches d'aubergine au centre du brick et rajouter des couches de courgettes, poivrons épinards et feta. Répéter jusqu'à ce que les légumes et le fromage soient utilisés. Plier les extrémités du brick puis enrouler. Frotter avec de l'huile, mettre sur une plaque et cuire pendant 25 minutes ou jusqu'à ce qu'elles soient dorées.

Informations nutritionnelles par part : Kcal : 287, Protéines : 16.3g, Glucides : 38.2g, Graisses : 2.8g

17.   Champignons Sauvages Farcis

Ingrédients :

4 gros champignons sauvages

30g de beurre

1 poireau tranché

3 gousses d'ail, pressées

2 c.c. de graines de cumin

1 c.c. de coriandre fraiche moulue

¼ c.c. de poudre de chili

2 tomates de taille moyenne coupées en dés

170g de légumes congelés

40g de riz blanc précuit

30g de cheddar râpé

20g de Parmesan râpé

20g de noix de cajou coupé en dés

Préparation :

Préchauffer le four à 200° C. Nettoyer les champignons avec un torchon. Mettre les tiges de côté et émincer fin.

Faire fondre le beurre dans une poêle. Ajouter les tiges de champignons coupés en dés et le poireau et cuire pendant 2-3 minutes ou jusqu'à ce qu'ils soient ramollis. Rajouter l'ail, les graines de cumin, la coriandre moulue et la poudre de chili et cuire pendant 1 minute ou jusqu'à ce que le parfum se sente.

Ajouter les tomates et les légumes congelés. Faire bouillir, et laisser mijoter pendant 5 minutes. Ajouter le riz et assaisonner.

Remplir les têtes de champignons avec la mixture, saupoudrez avec le cheddar et le parmesan et cuire au four pendant 15 minutes ou jusqu'à ce que le fromage ait fondu. Ajouter les noix de cajou et servir. =

Informations nutritionnelles par part : Kcal : 180, Protéines : 3.4g, Glucides : 6.6g, Graisses : 3.7g

18.   Burgers de Pois Chiches

Ingrédients :

400g de pois chiches trempés

85g de lentilles rouges

1 c.s. d'huile végétale

2 oignons tranchés

1 c.c. cumin moulu

1 c.c. de garam masala

1 gros œuf

20g de persil frais émincé fin

2 c.s. de coriandre fraiche moulue

170 de chapelure

De la farine, pour fleurer

Préparation :

Mettre les lentilles dans une grande casserole d'eau bouillante et laisser mijoter pendant 8 minutes ou jusqu'à ce qu'elles soient tendres. Bien égoutter. Chauffer l'huile dans une poêle et y rajouter les oignons, cuire pendant 3 minutes. Ajouter les épices moulus et mélanger. Laisser mijoter doucement.

Mettre les pois chiches, l'œuf, les oignons et la moitié des lentilles dans un robot ménager. Mixer pendant 20 secondes, ou jusqu'à ce que le mélange soit onctueux. Transférer dans un saladier. Y rajouter le reste des lentilles, le persil, la coriandre et la chapelure. Bien mélanger. Diviser en 10 parts.

Former des boulettes rondes avec les parts. (Si le mélange est trop mou laisser refroidir pendant 15 minutes ou jusqu'à ce qu'il soit plus ferme.) enduire les boulettes de farines. Mettre sur un grill graissé ou sur une plaque chauffante. Cuire de chaque côté pendant 3-4 minutes ou jusqu'à ce que les boulettes soient brunes.

Informations nutritionnelles par part : Kcal : 127, Protéines : 5.4g, Glucides : 24.6g, Graisses : 1.3g

19.   Couscous Marocain

Ingrédients :

2 c.s. d'huile d'olive

2 gousses d'ail pressées

1 petit chili rouge coupé en dés

1 poireau tranché fin

2 petits bulbes de fenouil tranchés

2 c.c. de cumin moulu

1 c.c. de coriandre moulue

1 c.c. de curcuma moulu

1 c.c. de garam masala

310g de patate douce coupée en dés

2 panais tranchés

30cl de bouillon de légumes

2 courgettes, en larges tranches

230g de brocolis coupés en fleurets

2 tomates pelées et coupée en dés

1 poivron rouge coupé en dés

400g de pois chiches, rincés

2 c.s. de persil à feuilles plates coupé en dés

2 c.s. de thym citron frais émincé

Couscous :

110g de couscous instantané

30g de beurre

20cl de bouillon de légumes

Préparation :

Chauffer l'huile dans une grande poêle et ajouter l'ail, le chili, le poireau et le fenouil. Cuire à température moyenne pendant 10 minutes, ou jusqu'à ce que le poireau et le fenouil soient ramollis et dorés.

Ajouter le cumin, la coriandre, le curcuma, le garam masala, et la patate douce. Cuire pendant 5 minutes, en mélangeant pour que les légumes soient enduits d'épices.

Ajouter the bouillon de légumes et faire mijoter, couvert, pendant 15 minutes. Rajouter la courgette, les brocolis, les tomates, le poivron et les pois chiches. Laisser mijoter, non couvert, pendant 30 minutes ou jusqu'à ce que les légumes soient tendres. Ajouter les herbes. =

Mettre le couscous et le beurre dans un saladier. Verser le bouillon et laisser l'absorption se faire pendant 5 minutes. Emietter doucement avec une fourchette pour séparer les grains. Faire un 'volcan' de couscous dans chaque assiette et servir les légumes épicés au milieu.

Informations nutritionnelles par part : Kcal : 219, Protéines : 6.5g, Glucides : 40g, Graisses : 3g

20.   Cake aux Noix

Ingrédients :

2 c.s. d'huile d'olive

1 gros oignon coupé en dés

2 gousses d'ail pressées

280g de champignons sauvages coupé en dés

180g de noix de cajou

180g de noix du Brésil

85g de cheddar râpé

20g de parmesan râpé

1 œuf battu

2 c.s. de ciboulette émincée fin

85g de chapelure fraiche

Sauce tomate :

3cl d'huile d'olive

1 oignon coupé en dés fins

1 gousse d'ail pressée

13 tomates grillées coupées en dés

1 c.s. de pâte de tomate

1 c.c. de sucre en poudre

Préparation :

Graisser un moule à cake et mettre du papier sulfurisé au fond. Chauffer l'huile dans une poêle à frire et ajouter l'oignon, l'ail et les champignons. Frire jusqu'à ce qu'ils soient ramollis puis laisser refroidir.

Mixer les noix robot ménager jusqu'à ce qu'elles soient finement coupées, mais ne pas moudre. Préchauffer le four à 175 degrés.

Mélanger les noix, la mixture de champignons, le fromage, les œufs la ciboulette et la chapelure. Verser dans le moule et cuire pendant 15 minutes. Laisser dans le moule pendant 5 minutes puis le sortir.

Pour faire la sauce, chauffer l'huile dans une poêle et ajouter l'oignon et l'ail. Frire pendant 5 minutes, ou jusqu'à ce qu'ils soient mous mais pas dorés. Ajouter les tomates coupées en dés, la pâte de tomate, le sucre et 10cl d'eau. Mijoter pendant 3-5 minutes, ou jusqu'à ce que la sauce se soit épaissie. Assaisonner avec du sel et poivre. Servir la sauce tomate avec une tranche de cake.

Informations nutritionnelles par part : Kcal : 297, Protéines : 12g, Glucides : 24g, Graisses : 14g

21.   Salsa de Tomates aux Pois Chiches

Ingrédients :

170g de pois chiches

1 petit oignon coupé en dés

2 gousses d'ail pressées

2 c.s. de persil frais émincé

1 c.s. de coriandre fraiche émincé

2 c.c. de cumin moulu

½ c.c. de levure chimique

Huile à friture

Humus :

400g de pois chiches

2-3 c.s. de jus de citron

2 c.s. d'huile d'olive

2 gousses d'ail pressées

3 c.s. de beurre de sésame

Salsa de tomates :

2 tomates pelées et coupées en dés

¼ concombre coupé en dés

½ poivron vert coupé en dés

2 c.s. de persil frais coupé en dés

1 c.c. de sucre

2 c.c. de sauce chili

Zeste râpé et jus d'un citron

Préparation :

Tremper les pois chiches dans 70cl d'eau pendant au moins 4 heures. Égoutter et mélanger dans un robot ménager pendant 30 secondes, ou jusqu'à ce qu'ils soient moulus.

Ajouter l'oignon, l'ail, le persil, la coriandre, le cumin, la levure chimique et 1 c.s. d'eau, et mixer pendant 10 secondes, ou jusqu'à ce que la mixture forme une pâte. Couvrir et mettre de côté pendant 30 minutes.

Pour faire l'humus, mettre les pois chiches égouttés, le jus de citron, l'huile et l'ail dans un robot ménager. Assaisonner et mixer pendant 20-30 secondes, or jusqu'à ce que le mélange soit onctueux. Ajouter le beurre de sésame et mixer pendant 10 secondes.

Pour faire la salsa de tomates, mélanger tous les ingrédients et assaisonner avec beaucoup de poivre noir moulu.

Faire des boules avec cette mixture. Et essuyer l'excès d'eau. Chauffer l'huile dans une poêle à frire jusqu'à ce qu'un dé de pain devienne doré en 15 secondes. Mettre les fallafels dans l'huile par cinq. Cuire pendant 3-4 minutes. Lorsqu'ils sont bruns, les sortir de la poêle avec une écumoire. Faire sécher sur des torchons et servir chaud ou froid avec du pain Libanais, l'humus et la salsa de tomates.

Informations nutritionnelles par part : Kcal : 150, Protéines : 3.9g, Glucides : 15.2g, Graisses : 6g

22.   Frittata de Pommes Vapeur

Ingrédients :

1 c.s. d'huile d'olive

2 gousses d'ail pressées

1 petit oignon rouge coupé en dés

1 petit poivron rouge coupé en dés

½kg de pommes de terre rôties, bouillies ou vapeur, en large tranches

20g de persil frais émincé

6 œufs battus

20g de parmesan râpé

Préparation :

Chauffer l'huile dans une grande poêle. Ajouter l'ail, l'oignon et le poivron et mélanger à chaleur moyenne pendant 2-3 minutes. Ajouter les tranches de pommes de terre et cuire pendant 2-3 minutes. Ajouter le persil et étaler la mixture dans la poêle.

Battre les œufs avec 2 c.s. d'eau, verser dans la poêle et cuire à température moyenne pendant 15 minutes, sans bruler le fond.

Préchauffer le grill à haute température. Saupoudrer le Parmesan sur la frittata et griller pendant quelques minutes jusqu'à ce que l'œuf soit légèrement brun. Couper en quartiers pour servir.

Informations nutritionnelles par part : Kcal : 208, Protéines : 11g, Glucides : 17g, Graisses : 10g

23.   Saucisses de Haricots Cannellini

Ingrédients :

1 c.s. d'huile de tournesol

1 petit oignon coupé en dés

100g de champignons coupés en dés

½ poivrons rouge dégrainé et coupé en dés

400g de haricots cannellini, rincés et égouttés

90g de chapelure

90g de cheddar râpé

1 c.c. d'herbes

1 jaune d'œuf

Farine, pour enrober

Huile, pour cuire

Préparation :

Chauffer l'huile dans une poêle et cuire l'oignon, les champignons et le poivron rouge jusqu'à ce qu'ils soient mous.

Écraser les haricots cannellini dans un grand saladier. Ajouter la mixture d'oignon coupé en dés, de champignons et de poivron rouge, et la chapelure, le fromage, les herbes et le jaune d'œuf, et mélanger.

Etaler la mixture avec vos doigts et faire 8 saucisses.

Rouler chaque saucisse dans les farines. Laisser refroidir pendant au moins 30 minutes.

Faire cuire les saucisses sur une feuille de papier sulfurisé pendant 15-20 minutes, en les retournant et les arrosant régulièrement avec de l'huile huile, jusqu'à ce qu'elles soient dorées.

Couper les pains et insérer une couche d'oignons fris. Y ajouter les saucisses et servir.

Informations nutritionnelles par part : Kcal : 213, Protéines : 8g, Glucides : 19g, Graisses : 12g

24.   Frittata de Citrouille Râpé e

Ingrédients :

3 c.s. d'huile d'olive

1 oignon coupé en dés

1 petite carotte râpée

1 petite courgette râpée

85g de citrouille râpée

30g de cheddar coupé en dés

5 œufs battus

Préparation :

Chauffer 2 c.s. d'huile dans une poêle et cuire les oignons pendant 5 minutes, ou jusqu'à ce qu'ils soient mous. Ajouter les carottes, la courgette et la citrouille et cuire à feu doux, couvert, for 3 minutes. Verser dans un saladier et laisser refroidir. Rajouter le fromage et beaucoup de sel et de poivre. Ajouter les œufs.

Chauffer le reste de l'huile dans une petite poêle à frire. Ajouter la mixture de frittata et faire sauter dans la poêle afin de bien l'étaler. Baisser la température et cuire pendant 15-20 minutes, ou jusqu'à ce qu'elles soient presque finies. Pencher la poêle et soulever les bords de temps en temps pour que l'œuf non cuit puisse passer en-dessous. Faire dorer le dessus sous un grill préchauffé. Couper en quartiers servir immédiatement.

Informations nutritionnelles par part : Kcal : 114, Protéines : 10g, Glucides : 6g, Graisses : 5g

25.   Kebabs Végétariens

Ingrédients :

1 poivron rouge dégrainé

1 poivron jaune dégrainé

1 poivron vert dégrainé

1 petit oignon

8 tomates cerises

90g de champignons sauvages

Huile assaisonnée :

6 c.s. d'huile d'olive

1 gousse d'ail pressée

½ c.c. d'herbes

Préparation :

Couper les poivrons en morceaux de 3cm.

Peler l'oignon et couper en quartiers, en laisser la racine afin que les quartiers ne se désagrègent pas.

Enfiler les morceaux de poivrons, les quartiers d'oignons, les tomates et les champignons sur des brochettes en alternant les couleurs des poivrons.

Pour faire l'huile assaisonnée, mélanger l'huile d'olive, l'ail et les herbes dans un petit saladier. Frotter la mixture sur les kebabs.

Faire cuire les kebabs au barbecue sur charbons chauds pendant 10-15 minutes, en frottant avec l'huile assaisonnée et tournant les brochettes régulièrement.

Mettre les kebabs végétariens dans des assiettes chaudes.

Informations nutritionnelles par part : Kcal : 257, Protéines : 3g, Glucides : 26g, Graisses : 16g

26.   Potato Wedges à l'ail

Ingrédients :

3 grosses pommes de terre nettoyées

4 c.s. d'huile d'olive

2 c.s. de beurre

2 gousses d'ail coupées en dés

1 c.s. de romarin frais émincé

1 c.s. de persil frais émincé

1 c.s. de thym frais émincé

Sel et poivre

Préparation :

Faire bouillir de l'eau dans une casserole, ajouter les pommes de terre et laisser bouillir pendant 10 minutes. Egoutter les pommes de terre, refroidir sous de l'eau froide et les égoutter de nouveau.

Mettre les pommes de terre sur une planche à découper. Lorsqu'elles sont assez froides, couper en quartiers épais mais ne pas les peler.

Chauffer l'huile, le beurre et l'ail dans une petite casserole. Cuire doucement jusqu'à ce que l'ail commence à devenir brune, puis enlever la casserole du feu.

Ajouter les herbes, le sel et le poivre dans le mélange.

Frotter les quartiers de pommes de terre avec le contenu de la casserole.

Faire cuire les pommes de terre au barbecue sur des charbons chauds pendant 10-15 minutes, en les frottant avec le reste de la mixture, ou jusqu'à ce que les quartiers de pommes de terre soient tendres.

Verser dans une assiette chaude et servir en entrée.

Informations nutritionnelles par part : Kcal : 336, Protéines : 3.9g, Glucides : 32.4g, Graisses : 26.8g

27. Risotto au Safran

Ingrédients :

Une poignée de fils de safran de bonne qualité

50cl d'eau bouillante

1 c.c. de sel

2 c.s. de beurre

2 c.s. d'huile d'olive

1 gros oignon, coupé en dés fins

3 c.s. de pignons de pin

350g de riz long

60g de raisins secs

6 grains de cardamone verte avec la coquille légèrement ouve

6 clous de girofle

Poivre

De la coriandre fraiche émincée fin ou du persil plat pour garnir

Préparation :

Toaster les fils de safran dans une poêle a température moyenne, en mélangeant pendant 2 minutes, jusqu'à ce que le parfum en sorte. Mettre immédiatement sur une assiette.

Verser l'eau bouillante dans un verre mesureur, ajouter le safran et du sel et laisser infuser pendant 30 minutes.

Faire fondre le beurre et l'huile dans une poêle à frire à température moyenne-haute. Ajouter l'oignon. Cuire pendant environ 5 minutes, en mélangeant.

Baisser la température, ajouter les pignons de pin et les oignons et continuer de cuire pendant 2 minutes, en mélangeant, jusqu'à ce que les pignons commencent à devenir dorés. Attention à ne pas les bruler.

Ajouter le riz, en l'enduisant d'huile. Mélanger pendant 1 minute, puis ajouter les raisins secs, la cardamone et els clous de girofle. Vers l'eau avec le safran et faire bouillir. Baisser la température, couvrir et laisser mijoter pendant 15 minutes sans enlever le couvercle.

Retirer du feu. Laisser de côté pendant 5 minutes sans découvrir. Enlever le couvercle et vérifier que le riz soit tendre, que tout le liquide a été absorbe.

Remuer le riz et ajuster l'assaisonnement. Ajouter les herbes et servir.

Informations nutritionnelles par part : Kcal : 347, Protéines : 5g, Glucides : 60g, Graisses : 11g

28.   Poulet Rôti au Gingembre

Ingrédients :

4 filets de poulet, sans peau et os

2 c.s. de pâte de curry

1 c.s. d'huile de tournesol, plus un peu pour la cuisson

1 c.s. de sucre brun

1 c.c. de gingembre moulu

½ c.c. de cumin moulu

Garniture au Yaourt :

¼ concombre

Sel

40g de yaourt nature

¼ c.c. de poudre de chili

Préparation :

Mettre les filets de poulets entre deux feuilles de papier cuisson ou papier film. Les aplatir à l'aide du coté plat d'un maillet à viande ou les rouler. Mélanger la pâte de curry, le sucre brun, le gingembre et le cumin dans un petit saladier.

Étaler la mixture sur chaque côté des filets puis les mettre de côté.

Pour faire la garniture au yaourt, peler concombre et enlever les graines avec une cuillère. Râper le concombre, saupoudrer de sel, mettre dans une écumoire et laisser pendant 10 minutes. Rincer le sel et enlever l'eau en trop en appuyant le concombre contre le dessous d'un verre ou le derrière d'une cuillère. Dans un petit saladier, mélanger le concombre râpé avec le yaourt et la poudre de chili. Laisser reposer.

Mettre les pièces de poulet dans un plat et faire cuire au barbecue sur des charbons ardents pendant 10 minutes en les retournant une fois.

Servir le poulet avec la garniture au yaourt.

Informations nutritionnelles par part : Kcal : 228, Protéines : 28g, Glucides : 12g, Graisses : 8g

29.   Pommes Fourrées aux Noix et Cerises

Ingrédients :

4 pommes à cuire de taille moyenne

2 c.s. de noix en dés

2 c.s. d'amandes moulu

2 c.s. de sucre muscovado

2 c.s. de cerises coupées en dés

2 c.s. de gingembre confit coupé en dés

4 c.s. de beurre

Crème or ou yaourt nature, pour servir

Préparation :

Enlever le cœur des pommes et, en utilisant un couteau aiguisé, les marquer au milieu afin d'éviter que la peau ne se fende pendant la cuisson au barbecue.

Pour faire la farce, dans un petit saladier, mélanger les noix, les amandes, le sucre, les cerises et le gingembre.

Farcir les pommes avec l'aide d'une cuillère. Empiler un peu de la mixture sur l'extérieur des pommes.

Mettre chaque pomme dans du papier aluminium plié et garnir de beurre. Refermer l'aluminium pour que toute la surface des pommes soit bien couverte.

Faire cuire au barbecue chaque pomme sur des charbons ardents pendant environ 25-30 minutes, ou jusqu'à ce qu'elles soient tendres.

Mettre les pommes dans des assiettes chaudes. Servir avec la crème ou du yaourt nature.

Informations nutritionnelles par part : Kcal : 294, Protéines : 3g, Glucides : 31g, Graisses : 18g

30.   Dessert Onctueux à la Banane

Ingrédients :

4 bananes

2 fruits de la passion

4 c.s. de jus d'orange

4 c.s. de liqueur d'orange

Garniture crémeuse :

5 cl de crème épaisse

3 c.s. de sucre glace

2 c.s. de liqueur d'orange

Préparation :

Pour faire cette crème parfumée à l'orange, verser la crème dans un saladier et saupoudrer de sucre glace. Fouetter la mixture jusqu'à ce qu'elle soit épaisse et forme de petits 'pics'. Ajouter doucement la liqueur d'orange et laisser au réfrigérateur.

Peler les bananes et les mettre chacune sur une feuille d'aluminium.

Couper les fruits de la passion en deux et presser le jus de chaque sur les bananes. Verser le jus d'orange et la liqueur par-dessus les bananes. Plier l'aluminium pour que les bananes soient complètement couvertes.

Mettre les bananes dans un plat et les faire cuire sur charbons ardents pendant 10-15 minutes, ou jusqu'à ce qu'elles soient (tester en insérant un cure-dent). Mettre le tout dans des assiettes individuelles chaudes. Les ouvrir et les servir immédiatement avec la crème à l'orange.

Informations nutritionnelles par part : Kcal : 380, Protéines : 2g, Glucides : 43g, Graisses : 19g

31. Soupe Épaisse de Lentilles Rouges

Ingrédients :

2 c.s. de beurre

2 gousses d'ail pressées

1 oignon coupé en dés

½ c.c. de curcuma

1 c.c. de garam masala

¼ c.c. de poudre de chili

1 c.c. de cumin moulu

1kg de tomates coupées en dés

200g de lentilles rouges

2 c.c. de jus de citron

0.5l de bouillon de légume

30cl de lait de coco

Sel et poivre

Pour servir :

Coriandre fraiche émincée et Tranches de citron

Préparation :

Faire fondre le beurre dans une grande casserole. Ajouter l'ail et l'oignon et faire sauter, en mélangeant, pendant 2-3 minutes. Ajouter le curcuma, le garam masala, la poudre de chili et le cumin et cuire pendant 30 secondes.

Couper les tomates en dés et rajouter dans la casserole avec les lentilles rouges, le jus de citron, le bouillon de légumes et le lait de coco et faire bouillir.

Réduire la température et laisser mijoter la soupe, non couvert, pendant environ 25-30 minutes jusqu'à ce que les lentilles soient tendres.

Assaisonner avec sel et poivre et servir la soupe dans un grand plat. Rajouter la coriandre et les tranches de citron s et servir immédiatement avec du pain naan chaud.

Informations nutritionnelles par part : Kcal : 284, Protéines : 16g, Glucides : 38g, Graisses : 9g

32.   Soupe de Poulet

Ingrédients :

350g de poulet émincé

1 c.s. de sauce tomate

1 c.c. de gingembre râpé frais

1 gousse d'ail finement coupée

2 c.c. de sherry

2 oignons nouveaux coupé en dés

1 c.c. d'huile de sésame

1 blanc d'œuf

½ c.c. de farine de maïs

½ c.c. de sucre

35 pâtes wonton

1,5l de bouillon de légumes

1 oignon nouveau râpé

1 petite carotte tranchée fin

Préparation :

Mettre le poulet, le gingembre, l'ail, le sherry, les oignons nouveaux, l'huile de sésame, le blanc d'œuf, la farine de maïs et le sucre dans un saladier et bien mélanger. Mettre une petite cuillère du mélange dans chaque pate wonton. Mouiller les côtés. Les reformer en formant une poche pour que la mixture ne s'écoule pas.

Faire cuire les wontons dans de l'eau bouillante pendant 1 minute or jusqu'à ce qu'ils flottent à la surface. Retirer avec une écumoire.

Verser le bouillon de légumes dans une casserole et faire bouillir. Ajouter l'oignon nouveau, la carotte et les wontons à la soupe. Laisser mijoter doucement pendant 2 minutes, puis servir.

Informations nutritionnelles par part : Kcal : 101, Protéines : 14g, Glucides : 3g, Graisses : 4g

33.   Kebabs de Tomates

Ingrédients :

½kg de croupe ou de bifteck de surlonge

16 tomates cerises

16 grosses olives vertes dénoyautées

Sel et poivre noir fraichement moulu

Pain Focaccia, pour servir

4 c.s. d'huile d'olive

1 c.s. de vinaigre de sherry

1 gousse d'ail pressée

1 c.s. d'huile d'olive

1 c.s. de vinaigre de sherry

1 gousse d'ail pressée

6 tomates italiennes, pelées, dégrainées et coupées en dés

2 olives vertes, dénoyautées et tranchées

1 c.s. de persil frais émincé

1 c.s. de jus de citron

Préparation :

Enlever toute la graisse de la viande et couper en environ 24 parts de taille égale. Placer la viande sur 8 brochettes en alternant avec les tomates cerises et les olives entières dénoyautées.

Pour faire le jus, dans un saladier mélanger l'huile, le vinaigre, l'ail, le sel et le poivre.

Pour faire la garniture de tomates, chauffer l'huile dans une petite casserole et cuire l'oignon et l'ail pendant 3-4 minutes jusqu'à ce qu'ils soient tendres. Ajouter les tomates et les olives tranchées et cuire pendant 2-3 minutes jusqu'à ce que les tomates se soient attendries. Ajouter le persil et le jus de citron, et assaisonner avec sel et poivre to taste. Garder au chaud ou laisser refroidir.

Faire cuire les brochettes au barbecue sur une grille huilée à charbons ardents pendant 5-10 minutes, en arrosant et retournant fréquemment. Servir avec la garniture de tomate et les tranches de pain focaccia.

Informations nutritionnelles par part : Kcal : 166, Protéines : 12g, Glucides : 1g, Graisses : 12g

34.   Porc au Riz

Ingrédients :

400g de filet de porc

3 c.s. de marmelade d'orange

Zeste râpé et jus d'une orange

1 c.s. de vinaigre de vin blanc

1 c.c. de sauce Tabasco

Sel et poivre

1 c.s. d'huile d'olive

1 petit oignon coupé en dés

1 petit poivron vert dégrainé et tranché fin

1 c.s. de farine de maïs

15cl de jus d'orange

Pour servir :

Riz cuit

Salade

Préparation :

Mettre une feuille pliée d'aluminium dans un plat creux. Y mettre au centre les filets de porc et assaisonner. Chauffer la marmelade, le zeste et jus d'orange, le vinaigre et la sauce Tabasco dans une petite poêle, en mélangeant, jusqu'à ce que la marmelade fonde et que les ingrédients soient mélangés. Verser le toute sur le porc en enrouler les tranches dans l'aluminium. Bien fermer l'aluminium afin que le jus ne puisse pas en sortir. Mettre sur charbons ardents et faire cuire au barbecue pendant 25 minutes, en les retournant de temps en temps.

Pour la sauce, chauffer l'huile dans une poêle et cuire l'oignon pendant 2-3 minutes. Ajouter le poivre et cuire pendant 3-4 minutes. Retirer le porc de l'aluminium et mettre sur une grille. Verser le jus dans la poêle avec la sauce. Continuer la cuisson au barbecue du porc pendant 10-20 minutes, en retournant les filets, jusqu'à ce qu'ils soient cuits et dorés.

Dans un saladier, mélanger la farine de maïs avec du jus d'orange. Ajouter à la sauce avec le reste du jus de cuisson. Cuire, mélanger, jusqu'à ce que la sauce s'épaississe. Trancher le porc, verser la sauce et servir avec le riz et la salade.

Informations nutritionnelles par part : Kcal : 230, Protéines : 19g, Glucides : 16g, Graisses : 9g

35.   Croissant

Ingrédients :

1kg de farine

1 petit paquet de levure sèche

2 c.c. de sel

5 c.s. d'huile

1 œuf entier

35cl de lait

20cl d'eau

85g de beurre

1 œuf entier

1 jaune d'œuf

85g de crème de cacao bio

Préparation :

Dans un petit saladier mélanger la levure avec 10cl de lait chaud, 1 c.c. de sucre, et 1 c.c. de farine. Laisser reposer pendant 30 minutes. Mélanger la levure avec tous les autres ingrédients et faire une pâte onctueuse. Former 6 petits rectangles et rouler la pâte.

Mettre 1 c.s. de crème de cacao au centre de chaque croissant et les enrouler.

Préchauffer le four à 200 degrés et cuire les croissants pendant environ 15 minutes.

Pendant ce temps, mélanger 1 œuf et 1 jaune d'œuf dans un saladier. Enduire chaque croissant de cette mixture avec une brosse avant de les sortir du four.

Informations nutritionnelles par part : Kcal : 491, Protéines : 10g, Glucides : 59g, Graisses : 23.5g

36.   Risotto de Fruits de Mer au Curcuma

Ingrédients :

85g de riz

85g de fruits de mer frais

40g de petits pois cuits

1 petite tomate

½ poivron coupé en dés

1 c.s. de curcuma moulu

Sel

Préparation :

Faire bouillir le mélange de fruits de mer pendant environ 3-4 minutes. Egoutter et mettre de côté.

Ajouter 85g de riz et 70cl d'eau dans une grande casserole. Faire bouillir et cuire pendant environ 10 minutes, ou jusqu'à ce que la moitié de l'eau se soit évaporé.

Pendant ce temps, peler et couper en dés la tomate et le poivron. Mélanger avec les petits pois dans un saladier et assaisonner avec du sel.

Mélanger cette mixture avec le riz, ajouter les fruits de mer, une cuillère à soupe de curcuma moulu et cuire jusqu'à ce que toute l'eau se soit évaporée. Vous pouvez servir avec du parmesan râpé.

Informations nutritionnelles par part : Kcal : 198, Protéines : 4.8g, Glucides : 42.7g, Graisses : 0.6g

37. Salade de Lentilles et de Pois Chiches au Jus de Citron Frais

Ingrédients :

40g de lentilles cuites

40g de pois chiches cuits

½ oignon rouge coupé en dés

85g de laitue émincée

3 c.s. de jus de citron frais

2 c.s. d'huile d'olive

Préparation :

Il vous faut d'abord cuire les lentilles. Pour 40g de lentilles sèches, vous avez besoin de 40cl d'eau car les lentilles grossiront deux fois. Faire bouillir, réduire la température et faire cuire pendant environ 15-20 minutes, ou jusqu'à ce que les lentilles se soient ramollies. Retirer du feu et égoutter. Laisser refroidir pendant un moment.

Mettre tous les ingrédients dans un saladier et bien mélanger. Avant de servir, ajouter trois cuillères à soupe de jus de citron frais et deux cuillères à soupe d'huile d'olive. Bien remuer.

Informations nutritionnelles par part : Kcal : 246, Protéines : 11.3g, Glucides : 31.5g, Graisses : 8.9g

38.   Polenta Faite Maison Rapide

Ingrédients :

480g de farine de maïs

120cl d'eau

5 c.s. d'huile d'olive

Une pointe de sel

Préparation :

Faire bouillir 120cl d'eau. Ajouter sel, huile d'olive, et réduire la température. Rajouter et fouetter doucement la farine de maïs. Cuire jusqu'à ce que la mixture s'épaississe, en remuant souvent. Retirer du feu et servir.

Informations nutritionnelles par part :   Kcal : 334, Protéines : 4.8g, Glucides : 52.9g, Graisses : 12.7g

39.   Salade de Pomme de Terre Légère à l'Huile d'Olive

Ingrédients :

2 pommes de terre de taille moyenne bouillies

5 oignons nouveaux coupé en dés

1 petit oignon rouge pelé et tranché

Huile d'olive

Sel

Poivre

Préparation :

Il vous faut d'abord faire bouillir les pommes de terre. Peler et bien rincer les pommes de terre. Trancher et ajouter dans une casserole en les couvrant toute juste d'eau. Faire bouillir et cuire pendant environ 15 minutes, ou jusqu'à ce que les pommes de terre se soient attendries. Retirer du feu et égoutter. Laisser refroidir pendant un moment.

Pendant ce temps, préparer les oignons. Bien les peler. Couper en dés fins et mélanger avec les pommes de terre.

Assaisonner avec l'huile d'olive, du sel et du poivre. Vous pouvez ajouter quelques gouttes de jus de citron frais, en option.

Servir froid.

Informations nutritionnelles par part : Kcal : 259, Protéines : 3.1g, Glucides : 26.3g, Graisses : 17g

40.   Salade aux Amandes

Ingrédients :

½ poire tranchée

1 kiwi pelé et tranché

Quelques moitiés de tomates cerises

40g de baies sauvages

40g de mélange de noix

½ poivron vert tranché

Pour la sauce :

2 c.s. de miel

5cl de jus de citron vert frais

1 c.c. de moutarde

Préparation :

Fouetter le jus de citron vert frais, la moutarde et le miel avec une fourchette.

Dans un grand saladier, mélanger les légumes et les fruits et ajouter la sauce. Bien remuer.

Si vous n'êtes pas très friand du mélange fruit/légumes, vous pouvez enlever les légumes et créer une superbe salade de fruits. Dans ce cas, vous devriez aussi remplacer la moutarde par quelques gouttes de jus de citron et du sucre.

Informations nutritionnelles par part : Kcal : 135, Protéines : 1.9g, Glucides : 33.4g, Graisses : 0.9g

41. Maquereau aux Pommes de Terre et Légumes Verts

Ingrédients :

4 maquereaux de taille moyenne avec la peau

1/5kg d'épinards frais en feuilles

5 grosses pommes de terre, pelées et tranchées

5cl (divisé en deux) d'huile d'olive vierge

3 gousses d'ail =pressées

1 c.c. de romarin séché émincé

2 pousses de menthe fraiche émincées

Le jus d'un citron

1 c.c. de sel de mer

Préparation :

Peler et trancher les pommes de terre. Les étaler au fond d'une grande casserole. Verser la moitié de l'huile d'olive sur les pommes de terre. Maintenant ajouter les épinards et verser le reste de l'huile d'olive. Ajouter l'ail pressé, le romarin, la menthe et le jus de citron.

Saupoudrer généreusement de sel les maquereaux. Rajouter dans la casserole et couvrir.

Cuire pendant 45 minutes à température moyenne.

Informations nutritionnelles par part : Kcal : 244, Protéines : 14g, Glucides : 19.2g, Graisses : 12g

42.   Haricots Blancs Mijotés

Ingrédients :

1/2 kg d'haricots blancs

4 tranches de bœuf séché

1 gros oignon coupé en dés

1 gousse d'ail pressée

1 poivron rouge de taille moyenne coupé en dés

1 petit piment chili, coupé en dés

2 c.s. de farine

2 c.s. de beurre

1 c.s. de piment de Cayenne

3 feuilles de laurier séchées

1 c.c. de sel

½ c.c. de poivre noir moulu

Préparation :

Faire fondre deux cuillères à soupe de beurre dans une cocotte-minute. Ajouter l'oignon coupé en dés, l'ail pressé, et bien mélanger. Ajouter le bœuf séché, le poivron coupé en dés, le piment chili, le laurier, sel et poivre. Ajouter 2 c.s. de farine et ajouter 70cl d'eau.

Bien fermer le couvercle et cuire pendant 8-9 heure sur feu doux 5 heures à feu fort.

Informations nutritionnelles par part : Kcal : 210, Protéines : 4g, Glucides : 24g, Graisses : 12g

43. Rouleaux de Légumes Verts

Ingrédients :

0.75kg de légumes à feuilles vertes vapeur

1/2 kg de bœuf haché

2 petits oignons, pelés coupé en dés

40g de riz long grain

2 c.s. d'huile d'olive

1 c.c. de sel

½ c.c. de poivre noir fraichement moulu

1 c.c. de feuilles de menthe émincées

Préparation :

Faire bouillir les légumes dans une grande casserole d'eau. Cuire pendant 2-3 minutes. Egoutter et essorer et mettre de côté.

Dans un grand saladier, mélanger le bœuf haché avec les oignons coupé en dés, le riz, sel, poivre, et les feuilles de menthe.

Huiler une grande casserole avec de l'huile d'olive. Mettre les feuilles sur votre surface de travaille les veines vers le haut. Utiliser une cuillère à soupe de la mixture de viande et la mettre dans chaque feuille. Plier les côtés et enrouler fermement. Rentrer les bouts et mettre dans une casserole.

Couvrir et cuire pendant une heure à feu moyen.

Informations nutritionnelles par part : Kcal : 156, Protéines : 5.2g, Glucides : 21g, Graisses : 7g

44.   Ragoût de Poulet entier

Ingrédients :

1 poulet entier, 1.5kg

280g de brocolis frais

200g de chou-fleur

1 gros oignon pelé et coupé en dés

1 grosse pomme de terre, pelée et coupée en dés

3 carottes de taille moyenne tranchées

1 grosse tomate, pelée et coupée en dés

Une poignée de haricots beurre entiers

Une poignée de persil frais émincée

6cl d'huile d'olive vierge

2 c.c. de sel

½ c.c. de poivre noir fraichement moulu

1 c.s. de piment de Cayenne

Préparation :

Nettoyer le poulet et saupoudrer généreusement avec du sel. Mettre de côté.

Huiler le fond d'une grande casserole avec trois cuillères à soupe d'huile d'olive. Ajouter l'oignon coupé en dés et faire revenir pendant 3-4 minutes et ajouter les carottes tranchées. Continuer à Cuire pendant cinq minutes.

Ajouter le reste de l'huile, les légumes, le sel, le poivre noir, le piment de Cayenne et ajouter le poulet. Verser 20cl d'eau et couvrir.

Mijoter pendant une heure à feu moyen.

Informations nutritionnelles par part : Kcal : 290, Protéines : 31g, Glucides : 39g, Graisses : 6g

45.   Okra de Veau aux Artichauts

Ingrédients :

200g d'épaule de veau tranchée

1/2 kg d'okra rincé et nettoyé

3 gros artichauts entiers

2 tomates de taille moyenne coupées en moitiés

2-3 fleurets de chou-fleur

50cl de bouillon de légumes

Une poignée de brocolis frais

3 c.s. d'huile d'olive vierge

1 c.c. de sel de l'Himalaya

½ c.c. de poivre noir fraichement moulu

Préparation :

Huiler une grande casserole avec trois cuillères à soupe d'huile d'olive. Laisser de côté.

Couper chaque okra en son centre dans le sens de la longueur et mettre dans une casserole. Ajouter les moitiés de tomates, les artichauts, les fleurets de chou-fleur, une poignée de brocolis, et rajouter le veau.

Assaisonner avec sel et poivre et ajouter 50cl de bouillon de légumes. Bien mélanger et couvrir.

Cuire pendant 45 minutes à feu moyen-fort, ou deux heures à feu doux.

Informations nutritionnelles par part : Kcal : 281, Protéines : 19.6g, Glucides : 17.4g, Graisses : 15.5g

AUTRES TITRES DE CET AUTEUR

70 Recettes de Repas Efficaces pour Eviter et Résoudre le Surpoids : Bruler de la Graisse Rapidement en Utilisant le Bon Régime et la Nutrition Intelligente

Par

Joe Correa CSN

48 Recettes de Repas pour Résoudre l'Acné : Le Moyen Naturel et Rapide de Dire Au Revoir à votre Acné en Moins de 10 Jours !

By

Joe Correa CSN

41 Recettes de Repas pour Éviter Alzheimer : Réduire ou Eliminer votre Maladie Alzheimer en 30 Jours ou Moins !

By

Joe Correa CSN

70 Recettes de Repas Contre le Cancer du Sein : Eviter et Combattre le Cancer du Sein avec la Nutrition Intelligente et les Nourritures Puissantes

By

Joe Correa CSN

www.ingramcontent.com/pod-product-compliance
Lightning Source LLC
Chambersburg PA
CBHW051032030426
42336CB00015B/2830